Aromahealing®

Diego Díaz Martín PhD.
Gustavo Zúar

Contenido

Capítulo 1

FUNDAMENTOS DEL AROMAHEALING

Aromahealing® es una técnica que combina el uso de los aromas y su naturaleza vibracional, para armonizar el funcionamiento de nuestras emociones y sentimientos, con efectos directos en nuestro cuerpo, mente y alma.

Aromahealing® representa un paso delante de la milenaria técnica conocida como Aromaterapia®, practicada por egipcios, griegos, chinos, indios y otras civilizaciones, quienes descubrieron y aplicaron las bondades de las plantas, para producir efectos relajantes o curativos en los seres humanos.

El secreto de la aromaterapia siempre fue cosechar plantas y flores al amanecer o al atardecer, cuando la intensidad de sus aromas era mayor. La puridad del Aromahealing® es sincronizar aromas esenciales con tu bienestar físico y emocional.

Aromahealing® combina aspectos fundamentales de la física cuántica, la biología, la psicología, la fisiología humana y la espiritualidad. Su énfasis está en conectar nuestra capacidad sensorial con nuestro bienestar, destacando como la dinámica vibracional de nuestras emociones y sentimientos, pueden vincularse a las esencias puras presentes en la naturaleza, permitiéndonos reconectarnos con el sentido biocéntrico de la vida en sus estados esenciales.

AROMAS Y OLORES

El origen de la palabra "aroma" procede del vocablo griego "árōma", que se utilizaba para definir a una planta de mucha fragancia u olor, e incluso a un perfume. A través de la historia, su uso más habitual se ha vinculado a olores agradables, en particular de fragancias y perfumes, percibidos a través del sentido del olfato.

De acuerdo a la Real Academia Española, se entiende por aroma "perfume u olor muy agradable". Por su parte el olor comprende la "impresión que los efluvios producen en el olfato" o "aquello que es capaz de producir una percepción olfativa.

En líneas generales, es ampliamente aceptado que los aromas comprenden los aspectos positivos o favorables de una sensación olfativa, en tanto que los olores se relacionan más con percepciones fuertes o desagradables.

En términos científicos, un aroma u olor, es la respuesta sensorial a un compuesto químico, usualmente conformado por sustancias volátiles de muy pequeño tamaño (< 300 Da), que escapan de su estado fluido o incluso sólido y pasan al aire.

¿CUÁNTOS AROMAS Y OLORES EXISTEN?

El Atlas de Olores de Dravnieks (1992) proporciona una guía de fácil acceso donde se catalogan 160 productos químicos y sus mezclas, de utilidad para profesionales en el campo de las ciencias de alimentos y bebidas, contaminación del aire y del agua, control de la calidad del aire interior, cosméticos e higiene, botánica, psicología de las relaciones interpersonales y medicina.

Recientemente, un grupo de científicos estadounidenses definió diez categorías básicas de olores, apoyados del análisis de 146 moléculas odoríferas, también conocidas como descriptores olfativos. El estudio publicado en 2013, sostiene que el mundo de los olores está estructurado y organizado en unas pocas categorías que han identificado utilizando un conjunto de algoritmos estadísticos.

Según este estudio, el espacio de percepciones olfativas comprende las siguientes categorías:

- Fragancia floral,
- Leñosa o resinosa,
- Frutal no cítrico,
- Químico,
- Mentolado o refrescante,
- Dulce,
- Quemado o ahumado,
- Cítricos,
- Podrido (Hedor nauseabundo descompuesto),
- Acre (Hedor nauseabundo rancio).

La variedad de aromas y olores en sin dudas muy amplia. Ejemplo de lo anterior lo podemos observar en la industria del vino, donde se han reconocido más de 1000 aromas distintos, en el Tequila alrededor de 600 congéneres, y en el coñac, que busca la neutralidad para expresar tanto el *terroir* como la variedad de las cepas en la destilación, desarrolla 300 componentes aromáticos.

En la industria de los alimentos, como en el café, los expertos aseguran que existen más de 800 componentes aromáticos.

Como se verá en el capítulo 2, los seres humanos son capaces de percibir y diferenciar una gran cantidad de aromas y olores. Inicialmente, la ciencia aceptaba como número aceptable alrededor de 5 a 10 mil olores. Sin embargo, estudios científicos recientes aseguran que la capacidad olfativa de los humanos puede superar el billón.

ACEITES ESENCIALES

Los aceites esenciales también pueden ser definidos como compuestos aromáticos naturales que se encuentran en las semillas, corteza, raíces, tallos, hojas, flores y otras partes de plantas.

Los antiguos alquimistas les denominaban el "alma de las plantas" pues contienen números compuestos químicos naturales de las plantas que procesaban, con usos tan diversos como la variedad de vegetales utilizados.

Según lo definido por la Organización Internacional de Normalización (ISO, según sus siglas en inglés), el término "aceite esencial" está reservado para un "producto obtenido a partir de materia prima vegetal, ya sea por destilación con agua o vapor, o desde el epicarpio de los cítricos mediante un proceso mecánico, o "por destilación seca" (ISO 9235,1997), es decir, únicamente por medios físicos. Por consiguiente, los aceites esenciales más disponibles en el mercado se obtienen por hidrodestilación.

Posteriormente, la ISO estableció nuevas normas para aportar más detalles sobre estas esencias naturales, en particular con la ISO 4720 (2009) que proporciona una lista de los nombres botánicos de las plantas utilizadas para la producción de aceites esenciales, junto con los nombres comunes de los aceites esenciales en inglés y francés.

El grado terapéutico es el más alto en aceites esenciales, y se considera su estado más puro. Su producción comienza cuando se escoge o elige la semilla, el brote o tronco que se usa para generar las plantas. Ello se ejecuta con el máximo cuidado para garantizar la calidad terapéutica del aceite, continuando con la tierra en la que se sembrará la semilla.

Para garantizar la armonía vibracional de los aceites esenciales, se sugiere pedirle permiso a la madre tierra y a la planta, así como programarla para garantizar un excelente cultivo.

La tierra utilizada para la producción de aceites esenciales, no debe haber sido nunca expuesta a químicos de ningún tipo, y su abono debe proceder de fuentes orgánicas libres de plagas o pesticidas, prefiriendo el uso del control biológico con otras plantas.

Estas plantas deben sembrarse donde puedan crecer de forma natural para evitar que pierdan propiedades medicinales y curativas.

AROMATERAPIA Y SU APLICACIÓN

De acuerdo con Kew Royal Botanic Garden (2017), existen cerca de 391,000 especies de plantas vasculares descritas por la ciencia, de las cuales alrededor de 369,000 (alrededor de 94 por ciento) son plantas con flores, muchas de las cuales enfrentan serios peligros de excepción.

Del total de plantas que han sido descritas, 28,127 especies han sido reconocidas por su carácter medicinal, y muchas de ellas han sido objeto de procesamientos específicos para extraer sus aceites esenciales, logrando concentrar las propiedades específicas de cada una de ellas.

En tales aceites esenciales, se concentra la energía de las plantas utilizadas, que ayudan a estimular nuestros sentidos, a evocar situaciones vividas que necesitan ser sanadas o simplemente para relajar o calmar ante una situación inesperada.

Los aceites esenciales suelen usarse puros, con fines terapéuticos y para atender una situación particular. También pueden aprovecharse combinados, cuando la situación tratada requiere en tratamiento conjunto con varios aceites.

En el capítulo 3 de este libro aprenderemos a reconocer como funciona nuestro sistema olfativo, así como el Sistema Límbico del cerebro. Conoceremos sus principales estructuras y podremos comprender su fisiología.

En el capítulo 4 presentamos una lista de los aceites esenciales más comúnmente utilizados en AromaHealing®

En el capítulo 5, presentamos algunas técnicas de sanación energética, que, junto con el poder de la intención, nos permitirá lograr cambios profundos dentro y fuera del cuerpo físico, por medio de la percepción y efectos de aromas y olores.

En este libro también reconoceremos los usos, bondades y efectos de los aromas en las emociones, el cuerpo físico y el etéreo. Asimismo, analizaremos las esencias puras más frecuentemente utilizadas, obtenidas de plantas, flores y árboles.

Capítulo 2

SISTEMA OLFATIVO Y FISIOLOGÍA HUMANA

¿CÓMO PERCIBIMOS LOS AROMAS Y OLORES?

El sentido del olfato pertenece a los llamados sentidos químicos. Posee una serie de estructuras receptoras denominadas quimiorreceptores, que son estimulados por las sustancias químicas presentes en el aire (odorantes o moléculas odoríferas), así como por las moléculas presentes en los alimentos, que estimulan al sentido del gusto, tras disolverse en el moco nasal o la saliva (Tresguerres et al, 1999).

Los estímulos químicos presentes en el ambiente pueden ser detectados por tres diferentes sistemas: olfatorio, vomeronasal y trigeminal.

- El sistema olfatorio percibe las moléculas odoríferas transmitidas por el aire, que brinda información valiosa sobre el medio ambiente, alimentos, animales y otras personas, influyendo sobre su conducta alimenticia y social. Por ello es que solemos vincular muchos aromas y olores con distintos emociones y sentimientos.

- El sistema vomeronasal, también conocido como el órgano de Jacobson, es capaz de detectar sustancias químicas (feromonas) producidas por miembros de una misma especie para cumplir funciones reproductivas y de preservación. Este sistema está mucho más desarrollado en los animales, y aunque está presente en los humanos, los científicos suelen afirmar que su fisiología es desconocida o poco desarrollada, aunque es posible que acá se centre la famosa "química en el amor".

- El sistema trigeminal comprende un sistema químico de defensa, que nos alerta y protege de la exposición a irritantes presentes en el ambiente. Usualmente se asocia a sustancias, alimentos o materiales que representan un peligro, pero también se pueden asociar con memorias vinculadas a emociones y sentimientos que nos producen enojo o rechazo.

En el epitelio olfativo son recibidas las moléculas odoríferas, que llegan a esta zona a través del aire y la respiración, por medio de un movimiento voluntario que nos hace aspirar dos o tres veces, hasta estimular la membrana sensorial. Allí, las moléculas se disuelven en la mucosa y se unen a receptores olfativos situados en la membrana plasmática de las células sensoriales.

Las células envían impulsos nerviosos a nuestro cerebro el cual aprende a asociar los olores con su origen o naturaleza (como la vainilla), permitiéndonos:

- Reconocerlos, incluso cuando el origen está escondido, como cuando percibimos el olor a tierra mojada o pan recién horneado, que nos son tan familiares.

- Clasificarlos como desconocidos, como cuando vamos a un restaurante exótico por primera vez.

¿CUÁN PERCEPTIVOS SOMOS?

La capacidad olfativa de los seres vivos que perciben y procesan olores, puede clasificarse como micromástica y macromástica.

Los seres micromásticos, como los humanos, son aquellos que tienen el sentido del olfato menos desarrollado, y aún así, son capaces de distinguir miles de olores, muchos de ellos en concentraciones muy bajas.

Los seres macrosmáticos, poseen un sentido del olfato muy desarrollado, y en ellos se encuentras representados muchos animales. Tal funcionalidad les permite identificar el alimento, detectar a sus depredadores o a sus presas y localizar su pareja durante la vida sexual y reproductiva.

Entre los animales con mayor poder olfativo podemos identificar al oso polar que puede localizar focas a un kilómetro de distancia, a muchos cánidos (perros y lobos) que pueden diferenciar entre 10 y 100 mil olores distintos, y algunas mariposas, que son capaces de detectar el olor de sus parejas, a 20 kilómetros de distancia.

Estudios recientes sugieren que la capacidad olfativa de los humanos puede alcanzar hasta un trillón de olores, cifra que ha sorprendido al mundo científico, y que ha ganado grandes adeptos, aunque en la práctica, ello no ha podido ser confirmado.

Los galardonados del premio nobel de Medicina y Fisiología de 2004, Richard Axel (del Instituto Médico Howard Hughes) y Linda Buck (del Centro de Investigación del Cáncer Fred Hutchinson), descubrieron en 1991 cerca de 1.000 genes que codifican receptores olfativos dentro de la nariz humana.

Estos científicos también encontraron que cada receptor está sintonizado solo para una pequeña cantidad de olores, lo cual amplió de manera significativa el conocimiento que teníamos de nuestra capacidad olfativa y el espectro olfativo real de los humanos.

Más recientemente, investigadores de la Universidad Rockefeller de Nueva York (EE.UU) han estimado el olfato es capaz de distinguir (como poco) más de un billón de olores. Sus argumentos se basan que el olfato es un sentido combinatorio, usando como ejemplo que el aroma de una flor nunca es puro, y puede ser la suma de alrededor de 275 compuestos aromáticos.

Pese a este extraordinario potencial olfativo, es bien sabido que la capacidad de cada persona será diferente, y probablemente dependerá de la exposición y entrenamiento que tenga a los estímulos olfatorios durante su vida, y en su ADN, trayendo consigo percepciones de sus ancestros y de vidas pasadas.

FUNCIONES DEL OLFATO

El sentido del olfato realiza las siguientes funciones vitales para nuestro bienestar:

1) Percibe olores desagradables que generalmente se asocian a sustancias nocivas, gases contaminantes y alimentos en descomposición, entre otros.
2) Colabora con el sentido del gusto en la percepción de los sabores de los alimentos, permitiendo una apreciación multisensorial.
3) Identifica una gran variedad de olores vitales para el disfrute de la vida y la supervivencia humana.
4) Refuerza la memoria, pues los olores contribuyen a fijar momentos episódicos en nuestras vidas, usualmente vinculados a emociones y sentimientos.

Con el tiempo, nuestro cerebro puede llegar a combinar las distintas sensaciones, creando una percepción "4D" de cada aroma, asociando un determinado olor a la forma física, color y textura del emisor.

SISTEMA LÍMBICO Y EMOCIONES

El sistema límbico está formado por varias estructuras cerebrales que regulan las respuestas fisiológicas frente a determinados estímulos internos y externos al cuerpo humano.

Emociones como el placer, miedo, agresividad, alegría e ira, entre otras, tienen vínculos con esta región del cerebro, en la cual se encuentran los instintos humanos, así como la memoria involuntaria, el hambre, la atención, los instintos sexuales, la personalidad y la conducta.

El Sistema Límbico está formado por partes del tálamo, hipotálamo, hipocampo, amígdala cerebral, cuerpo calloso, septo y mesencéfalo, y tiene una extraordinaria capacidad de interactuar velozmente con el sistema endocrino y el sistema nervioso periférico.

De todas estas estructuras, la amígdala cerebral tiene un papel muy importante en el procesamiento de las emociones, pues se ha observado en personas con esta estructura lesionada, que han perdido la capacidad de reconocer la expresión de un rostro e incluso de reconocer si la persona que tienen enfrente está contenta o triste.

AROMAS Y MEMORIAS

Muchos aromas traen a nuestra mente diversos recuerdos que solemos asociar de manera consciente o inconsciente a momentos de nuestra vida.

Los expertos han identificado diversos tipos de memorias, destacando al menos cinco: las memorias declarativas, episódicas, semánticas y emocionales.

De acuerdo con Morgado (2005) las memorias declarativas se componen tanto de recuerdos personales como de hechos o conocimientos adquiridos, como por ejemplo el aprender a manejar bicicleta, o el saber diferenciar un vino con aroma cítrico de pomelo (toronja) de uno envejecido en madera de roble con especias de nuez moscada.

La memoria declarativa puede dividirse en dos categorías generales: episódica y semántica.

Las memorias episódicas comprenden la rememoración de sucesos autobiográficos que comprenden momentos, lugares, sentimientos y emociones asociados, y demás conocimientos contextuales. Por ejemplo, una caída de la bicicleta en un parque mientras llovía al final de la tarde en durante el verano, acompañado de tu papá quien te regaló la bicicleta por tu cumpleaños.

Las memorias semánticas hacen referencia a los significados, entendimientos y otros conocimientos conceptuales que no están relacionados con experiencias personales concretas. Comprende la recolección consciente de información sobre hechos y el conocimiento general sobre el mundo, independiente del contexto y la relevancia personal. Ejemplo de ello puede ser el aprendizaje de un nuevo idioma o una capacitación profesional para aprender a manejar un equipo o usar una nueva tecnología.

Los acontecimientos que nos resultan personales tienen la característica de que se viven una sola vez, en un tiempo y un espacio dados: lo que hicimos ayer o lo que ocurrió durante las últimas vacaciones. Acá se reúnen memorias específicas y se pueden mantener a largo plazo.

Las memorias emocionales, por su parte, comprenden procesos mentales que se encargan de dejar una huella emocional vinculada a experiencias pasadas, que usualmente nos provocan un suspiro, "un corazón apretado" o mariposas en el estómago.

Lo anterior lo podemos experimentar cuando percibimos algo que nos recuerda a nuestra niñez o juventud, usualmente difícil de describir con simples palabras, pues está compuesto de emociones y sentimientos que difícilmente experimentamos de la misma manera (Danús et al, 2017). Prueba de ello es que podemos contar una historia que nos marcó la vida y que podemos recordar con un aroma particular, situación que no produce la misma respuesta en otras personas que no experimentaron el mismo hecho que nosotros.

Dependiendo del aroma y de la historia particular de cada uno de nosotros, la percepción olfativa puede conllevar la experimentación de lo que se conoce como evocación, o efecto de evocar. En otras palabras, un aroma puede aludirnos algo del pasado que se hace presente en nuestra memoria o imaginación, de forma positiva o no, dependiendo de lo que hayamos experimentado alguna vez en forma circunstancial o recurrente.

El nivel de detalle de una memoria episódica puede ser extraordinariamente específico. Usualmente puede contener datos relativos a un lugar y a un momento de nuestro pasado, independientemente de si estos recuerdos son más precisos o más desdibujados, o si fueron alegres o ingratos.

Las memorias almacenan aprendizajes, pero también creencias y programas asociados con respuestas fisiológicas que se daban al momento que tuvieron lugar dichos sucesos. Ellos se relacionan con otras informaciones y detalles asociados con el evento concreto.

Los recuerdos y los trazos de memoria, tienen componentes emocionales, los cuales influyen en cómo se procesan, codifican, retienen y recuperan dichos trazos de recuerdos. Así lo afirman Rodríguez et al (2008) quienes nos recuerdan que durante nuestra niñez, aprendemos a experimentar mucho aprendizaje, desde lo básico como caminar, sentarnos hasta manipular muchas cosas, hasta hablar y escribir.

Nuestros recuerdos autobiográficos más profundos suelen asociarse con emociones intensas, positivas o negativas. De hecho, algunos expertos aseguran que es más fácil recordar el estado emotivo y fisiológico en que nos encontrábamos en un momento dado más que los hechos concretos en sí mismos.

Utilizamos nuestra memoria emocional desde pequeños, cuando reconocemos caras, voces, olores y sabores, tanto aquellos que nos gustan, como los que nos disgustan.

En el próximo capítulo aprenderemos sobre las principales esencias y aromas utilizados en el mundo, y como ellos se vinculan con nuestro crecimiento y desarrollo, pero de manera especial, con nuestro bienestar.

Asimismo, conoceremos cómo se ha aplicado el conocimiento tradicional y milenario para usarlos para sanar física, emocional y espiritualmente.

Capítulo 3

SANACIÓN FÍSICA Y EMOCIONAL CON ACEITES ESENCIALES

Parte importante de la población mundial ha experimentado traumas de diversa índole, que han sido reprimidos en la mayoría de los casos de diversas maneras.

Los traumas físicos y emocionales originan condiciones no solucionadas que se han transformado en sentimientos que, en algunos casos, nos acompañan durante casi toda la vida.

Los momentos emocionales no resueltos suelen producir dolor y heridas que necesitan ser afloradas para lograr su transformación y sanación. Podemos llevarlas con nosotros toda la vida, sin darnos cuenta, y ser una causa subyacente de ciertos comportamientos voluntarios o involuntarios. En muchos casos, se requiere de ayuda especializada para resolverlos, en los que un psicólogo o psiquiatra experimentado, puede ayudar a sanar.

En este capítulo abordaremos el uso de aceites esenciales para ayudar a sanar física y emocionalmente, como una terapia complementaria en situaciones comunes.

Comencemos por comprender cómo ocurre la sanación con aceites y sus etapas fundamentales.

FASES EN LA SANACIÓN CON
ACEITES ESENCIALES

Para iniciar una sanación, debemos saber que nadie puede pasar de la tristeza profunda a la felicidad absoluta. Sin importar la técnica que se utilice, el proceso conlleva varias etapas.

La siguiente imagen resume las etapas más importantes de la sanación con aceites esenciales, que explicaremos en detalle mas adelante:

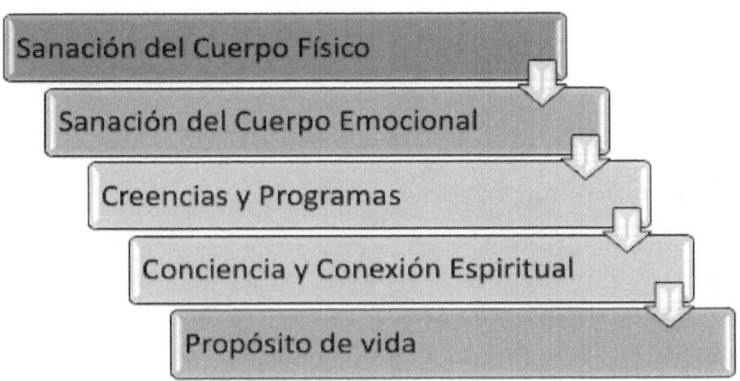

1. **Sanación del cuerpo físico.**

Antes de buscar la sanación de una emoción, se debe tratar el cuerpo físico. Esto siempre es recordado por los médicos que insisten en curar cualquier padecimiento orgánico, antes de remitir a otro especialista para profundizar en sentimientos y emociones.

Sería imposible aliviar una tristeza o una herida emocional, si hay una lesión física, porque aunque parece obvio, la atención vital estará enfocada 100% al dolor en el cuerpo, y éste buscará su supervivencia por encima de su felicidad. Nadie puede estar alegre si no está físicamente bien.

Imagina por un momento a una persona que vivió la pérdida de un ser querido y que, debido a ello, experimenta una tristeza profunda que le ocasionó una bronquitis. Primero que cualquier otra cosa, la inflamación de los bronquios deberá ser tratada por un profesional de la medicina. Luego se trabajará su tristeza, una vez que su vida no corra peligro.

Los aceites esenciales ayudan a sanar el cuerpo físico en formas insospechadas, sin embargo, no debe descuidarse el acompañamiento de un galeno.

2. Sanación del cuerpo emocional.

El cuerpo emocional es la manera de referirnos a la idea de que cada parte del cuerpo físico está relacionada con uno o varios tipos de emociones y sentimientos. Así, si aprendemos que la tristeza no se aloja en el hígado, sino en el aparato respiratorio, tendremos una dirección para ayudar a una persona a recuperarse de una situación anímica, con efectos positivos en su cuerpo físico.

Sin embargo, si no sanamos los sentimientos que la ocasionaron y que están alojados aún en el cuerpo emocional, la enfermedad en el cuerpo volverá a presentarse de una o de otra manera, antes o después.

Los aceites esenciales aportan la energía necesaria para adentrarse hasta lo más profundo: el subconsciente y el universo emocional.

Es deber de quienes buscamos la sanación propia, o de otros, aprender a liberar o soltar emociones o sentimientos negativos guardados, para después recibir nuevos sentimientos, no necesariamente opuestos pero siempre positivos. Acá la clave es dejar fluir con gracia y facilidad, para nuestro más alto bien, y el de todos los involucrados.

3. Creencias y programas.

Hemos aprendido que las emociones se generan en el cerebro y que están ligadas a experiencias pasadas de las que adquirimos creencias, y que éstas a su vez, al ser aceptadas con la mente, cuerpo, alma y todo lo que somos, se transforman en programas.

Es conocida la plasticidad del cerebro o neuroplasticidad, un término que expresa la capacidad adaptativa del sistema nervioso para minimizar los efectos de las lesiones a través de modificar su propia organización estructural y funcional. Esto significa que, con los estímulos correctos, podemos cambiar la percepción de un evento doloroso, y al hacerlo, se modifica también la emoción y sentimiento. Por ello, nuestro cerebro, literalmente, puede reconectarse, adaptarse y/o modificarse, haciendo lo propio con nuestras creencias y programas aprendidos o heredados, dejándonos únicamente el aprendizaje positivo y eliminando lo doloroso.

Aprender a utilizar los aceites esenciales nos da un mayor poder para modificar lo que hemos aprendido y memorizado, liberando emociones y sentimientos dolorosos, conservando únicamente el aprendizaje positivo.

Acá la fisiología cuántica hace el resto, al sintonizar las frecuencias vibratorias de los aceites esenciales con aquellas de los órganos afectados, sanando las emociones y sentimientos involucrados.

4. Conciencia y conexión espiritual

Regularmente, el fin de cada uno de nuestros ciclos en la vida es útil para renovarnos, aprender, desarrollarnos y crecer. Estos cierres de ciclo pueden parecerse al otoño de cada año, en el que las plantas sueltan sus hojas para prepararse para el invierno, así como al renacer en la primavera, tiempo en que la naturaleza está en su mayor grado de desarrollo, belleza y/o energía.

En esta analogía, el momento en que nos encaminamos a explorar nuestro interior, a soltar las emociones que bloquean nuestro presente, y a desarrollar y fortalecer nuestro futuro, podemos denominarlo "otoño de liberación" o "invierno emocional", etapa en nuestras vidas que constituyen la antesala de un nuevo ciclo

Es tiempo de practicar lo que ya deberíamos haber aprendido y que nos hace ser mejores personas, como el perdón o a vivir sin drama. También es importante sanar memorias negativas y llenarnos de pensamientos positivos como la paz, la armonía y la empatía, en una nueva versión más elevada de nosotros mismos, logrando engrandecer la conciencia y reestablecer la conexión espiritual.

5. Propósito de vida.

Nuestro propósito de vida es lo que da sentido a nuestra existencia. Es lo que algunos llamarían nuestra misión o razón de vida.

Pocas personas lo encuentran a tiempo, porque en nuestro camino a reconocerlo, ocurren momentos decisivos en nuestra evolución y que pueden permitirnos conocernos desde adentro, y así encontramos con aquello que nos hace vibrar de una forma distinta, siempre que no nos quedemos atrapados en el drama y el sufrimiento, que no siempre fácil de superar.

Nuestro propósito de vida reúne los principales intereses y expectativas de quien la formula, y permite concentrar toda tu energía para lograrlo.

Es importante precisar que lo que da sentido a nuestra existencia, en ninguna forma debe ser algo distinto a nuestro propio ser, razón por la cual los hijos, la pareja o cualquier otra persona, se sale de la ecuación del propósito de vida, aunque su desarrollo y evolución traiga efecto positivos para ellos.

Encontrar y reconocer el propósito de vida, eleva nuestra vibración y suele inspirar a otros, básicamente porque su logro deberá traer bienestar trepidante para todos los involucrados.

FRECUENCIA VIBRATORIA Y ACEITES ESEN-CIALES

Antes de buscar un cambio emocional, necesitamos saber cómo funciona el cuerpo físico y cómo se sana.

Todo en el universo tiene una frecuencia vibratoria, y el cuerpo, sus órganos y sistemas, no son la excepción. Bien lo decía Nicola Tesla, "*Si quieres entender al universo, piensa en energía, frecuencia y vibración*".

Si el cuerpo físico tiene una frecuencia vibratoria medible, hay que resaltar que ésta es el resultado de promediar la de todos sus órganos y tejidos. Por lo tanto, la baja vibración en el cuerpo de una persona, puede originar una enfermedad, en tanto que una vibración alta, puede ayudarle a sanar física y emocionalmente, garantizando el funcionamiento de sus sistemas vitales.

Diversos estudios han demostrado que existe una vibración electromagnética en todo lo que existe, incluyendo a todo ser vivo y aquello de lo que se alimenta.

El ser humano tiene su propia frecuencia de vibración, así como cada uno de sus órganos. Por ejemplo, las células del cuerpo vibran entre la frecuencia de 50 Mhz y los 1500 Mhz. Tal y como explicamos en el Taller de Fisiología Cuántica (Zúar y Díaz-Martín, 2018), en una persona saludable emocional y físicamente, tales mediciones puede variar entre 62 y 68 Mhz. En cambio, un individuo cuya medición está por debajo de los 58 Mhz, puede estar propenso a la manifestación de síntomas de catarro o resfriado, debido a que justo 57 Mhz es la frecuencia cuando están ya presentes los síntomas de gripa.

Becker y Selden (1985) y Nordenström (1992), ya habían aportado argumentos científicos importantes sobre esto. De hecho, es aceptado que enfermedades como el cáncer pueden iniciar cuando la vibración o frecuencia del cuerpo está por debajo de los 42 Mhz, e iniciar el proceso de muerte a los 25 Mhz.

Aunado a esto, nuestros pensamientos y emociones negativas, reducen aún más la frecuencia electromagnética dominante en nuestro cuerpo. La variación es tal, que un enojo puede afectar nuestra vibración restándole 12 Mhz de forma casi inmediata, haciéndonos susceptibles para cualquier enfermedad física o mental.

De la misma forma, esta frecuencia vibratoria podría ser contagiosa. Lo vemos en las famosas "personas víricas", o "tóxicas", aquellas que llegan y contagian de mal humor, miedos, tristeza y otras emociones negativas, a otros que antes de una simple conversación, no lo habían experimentado o sentido en sus cuerpos. Al igual que un virus o una toxina, entran en contacto con tu ser, se expanden y te hacen sentir mal por un determinado tiempo.

Lo mismo sucede con las "personas vitaminas" aquellas que te energizan, y literalmente "te dan para arriba", haciéndote sentir confiado en que todo saldará bien y estará aún mejor.

En ambos casos, el contacto directo con su frecuencia vibratoria te animará o desanimará, tal y como sucede con el flujo de la energía en las distintas leyes de la termodinámica.

¿CÓMO SANAR CON AROMAS Y ACEITES ESENCIALES?

Recuperar espontáneamente nuestra frecuencia vibratoria "normal" o "sana", de forma natural, puede tomarnos semanas o hasta meses.

La homeostasis humana, en sentido general, es el esfuerzo del cuerpo físico de mantener y lograr un ambiente interno balanceado, lo cual requiere un monitoreo constante y de ajustes, a medida que las condiciones cambien por parte de nuestro cerebro y de todos los sistemas del cuerpo.

Nuestras células no sólo responden químicamente a las emociones. También lo hacen de forma física y vibratoria, determinando su comportamiento, desarrollo y hasta su capacidad reproductiva.

Es aquí donde los aceites esenciales juegan un papel fundamental, pues permiten, de una forma rápida y efectiva, elevar la frecuencia vibracional de algunos órganos y tejidos que lo requieran, simplemente al entrar en contacto con ellos.

Cuando la energía de un pensamiento negativo queda atrapada, se crea un circuito emocional del cual es difícil salir. Por ello cuando por alguna razón este circuito es reactivado, el recuerdo es percibido como una sensación desagradable y negativa en el cuerpo, como si lo estuviera experimentando por primera vez.

Estas sensaciones conllevan el afloramiento de una memoria emocional que aún no ha sido sanada, y que se suele recordar con una carga vibratoria que reduce el promedio energético del cuerpo, y se percibe como una sensación pesada en nuestra materia física.

Al inhalar un aceite esencial grado terapéutico, las moléculas volátiles llegan de forma directa hasta el área límbica del cerebro, formada, como ya lo hemos dicho, por la amígdala, el hipocampo, el hipotálamo, tálamo, glándula pituitaria y locus ceruleus, entre otros órganos.

Para comprender mejor el funcionamiento orgánico de los aceites esenciales, analicémoslo desde los principios de la Termodinámica clásica.

La termodinámica se refiere al estudio de la transferencia de energía que se produce entre moléculas, conjuntos de moléculas o cuerpos. Estos últimos pueden ser células, órganos, tejidos o sistemas.

Recordemos que la energía no se puede crear ni destruir, solo puede cambiarse o transferirse de un objeto a otro, un principio fundamental en la físico-química, que constituye la base de la sanación en AromaHealing®.

El cuerpo humano gestiona respuestas fisiológicas específicas ante estímulos emocionales concretos. Asimismo, interacciona muy velozmente con el sistema endocrino y el sistema nervioso autónomo, desencadenando una serie de reacciones con efectos inmediatos en el organismo.

Entre las hormonas que secreta nuestro cuerpo para producirnos la sensación de bienestar encontramos la dopamina (placer, motivación y lujuria), serotonina (mejora el estado de ánimo y la autoestima), endorfina (contribuye a la felicidad) y la oxitocina (favorece los vínculos emocionales). Sin embargo, todas ellas están articuladas a otras funciones vitales del cuerpo humano que es importante analizar.

Por ejemplo la dopamina y la serotonina son neurotransmisores que están presente en diversas áreas del cerebro: La primera es vital en la función motora del organismo, mientras que la segunda está presente en las neuronas y favorece la comunicación nerviosa.

Por otra parte, las endorfinas poseen una acción semejante a la de la morfina, y es segregada por el encéfalo como reacción a dolores muy intensos, mientras que la oxitocina es un compuesto cerebral contribuye a la construcción de la confianza, que es necesaria para desarrollar relaciones emocionales, y actúa como favorecedor del parto y de la subida de la leche dentro de la función reproductiva.

En forma directa o indirecta, los aromas y aceites esenciales nos ayudan a modificar estados anímicos, superar bloqueos emocionales de diversa índole y a sanar físicamente, tal y como lo harían diversos compuestos químicos que produce nuestro cuerpo. Sin embargo, su diferencia básica está en su origen y aplicación externa, producto de miles de miles de años de investigaciones y usos, que han logrado favorecer la fisiología humana, sin alterarla.

En el capítulo 4 conoceremos diversos aromas y aceites esenciales, de especial interés en procesos de sanación.

En el capítulo 5, aprenderemos diversas técnicas que nos permitirán conocer aún más su poder sanador de los aceites esenciales y su extraordinario poder transformador.

Capítulo 4
AROMAS Y ACEITES ESENCIALES

AROMAS SANADORES

Los aromas nos permiten reconectarnos con nuestros recuerdos e instintos básicos, permitiendo que el cerebro asocie de manera rápida diversos momentos y experiencias en nuestra vida.

Dependiendo del tipo de aroma que percibimos, podemos retomar el bienestar y reestablecer el equilibrio de nuestras emociones y sentimientos. También es posible recuperar el bienestar físico, entre otras bondades y aplicaciones.

De la misma forma, un aroma puede desencadenar en nuestra memoria recuerdos no deseados o incompatibles con nuestra vibración actual.

Los aromas constituyen una mezcla de sustancias de origen natural y de sustancias sintéticas, que recrean una amplia variedad de olores. Dependiendo de su composición pueden percibirse como fragancias o perfumes, denominándoseles bouquet cuando comprenden una diversidad de percepciones, la mayoría de las veces agradables.

El poder sanador de los aromas reposa en el origen y concentración de las partículas odorantes del aceite esencial. De allí que dependiendo de su tipo y naturaleza, se recomienda solamente aspirar tales aromas o disponer en forma directa ciertos aceites en el cuerpo o la atmósfera del sujeto a sanar.

ACEITES ESENCIALES SANADORES

Es importante diferenciar que existen dos tipos fundamentales de aceites: sintéticos, creados industrialmente, y esenciales, elaborados en procesos específicos de extracción del aroma de las plantas, sus flores, semillas y otras de sus partes.

Al hablar de aceites esenciales, nos referimos a aquellos certificados como de Grado Puro o Terapéutico, ya que su frecuencia electromagnética es tal que puede ayudar a restaurar al organismo a su estado saludable. Esto es fundamental para tener en cuenta, porque a veces los aceites vienen mezclados y podrían no tener su mismo efecto cuando lo tenemos puro. ¿Se imaginan un aceite que venga mezclado con otros productos cosméticos? Sin dudas, su frecuenta vibratoria será distinta y por ende sus efectos también.

Las plantas, en general, tienen un rango muy alto de vibración. Su naturaleza viene determinada por su origen, naturaleza y hasta la forma en que fue cultivada y desechada.

Es por eso que existen diversos aceites esenciales que poseen una frecuencia vibracional muy elevada y que llevan a la sanación física, emocional y espiritual, creando un "medio ambiente" dentro del organismo que propician que las células y el ADN regresen a su estado más armónico y así, repara, activa y vuelve a conectar las células de todo el cuerpo.

La frecuencia electromagnética de un aceite esencial permite retomar el balance de un órgano específico del cuerpo. De hecho, cada órgano en su estado normal vibra a una frecuencia específica, al igual que los aceites esenciales. De allí que no todos los aromas y aceites se usan para sanar los mismos órganos, aunque algunos suelen tener un espectro de aplicación más amplio.

Si la frecuencia electromagnética de un aceite esencial es alta, podrá usarse incluso en casos complicados de salud, como cáncer y otras enfermedades consideradas graves y/o crónicas, siempre y cuando vibre a la misma frecuencia del órgano afectado.

Al percibir un aroma o aplicar un aceite, la comunicación que se da entre ese estímulo externo y las células del cuerpo, es impresionante. Una pequeña dosis puede desencadenar una respuesta extraordinaria en el sistema límbico, conectando trillones de células en el cuerpo. Por ello, una sola gota puede ser suficiente para promover un cambio en el cuerpo físico o emocional.

En el área de las emociones, para comprenderlo mejor, hagamos una analogía con el proceso de plantación de una semilla. A lo largo de la vida hemos aprendido que antes de sembrar o plantar, debemos eliminar cualquier rastro de mala hierba desde la raíz, además de humedecer y alimentar o abonar la tierra de tal manera que favorezca el sano desarrollo de la nueva planta.

Desde esa perspectiva, los aromas y aceites esenciales son, en el proceso de sanación, quienes hacen que nuestra "tierra emocional" esté lista para sembrar, ya que harán que esa "mala hierba" sea más fácil de sacar desde su raíz.

Sin embargo, es la persona quien deberá hacer su parte del trabajo, aprendiendo a utilizar esta técnica al combinar los aceites esenciales con el trabajo emocional, a fin de lograr resultados extraordinarios.

Lo que hace únicas a las características y propiedades de los aceites esenciales, es su capacidad de transportar en sí mismos, cargas eléctricas que permean la membrana celular, elevando así las frecuencias y resonando en balance con la salud.

Hasta el presente, no se conoce en el planeta otra sustancia natural con una frecuencia más alta que la de los aceites esenciales de las plantas. Esta vibración, crea un ambiente limitante para la supervivencia de hongos, virus y bacterias, debido a que los órganos del cuerpo han sido armonizados y balanceados a través de su uso, alineando sus frecuencias.

Los aceites esenciales pueden ser mezclados para incrementar su capacidad de sanación, creando una nueva frecuencia que será resultado del promedio de Mhz de todas las esencias combinadas. Lo importante es que estas mezclas, sean realmente entre aceites puros, a fin de evitar una reducción en su poder vibratorio.

Cuando son usados tópicamente, los aceites esenciales se absorben directamente en el torrente sanguíneo en cuestión de segundos, después de aplicados y, en un cuerpo sano, pueden mantenerse dentro del organismo hasta ocho horas.

Si además, se aplica calor, como el que se obtiene al frotar las manos, la absorción tiene resultados más rápidos aún, llegando a ser hasta 60 veces más potentes que las hierbas o plantas frescas.

PROPIEDADES "ANTI"

La cantidad de propiedades "anti" de los aromas y aceites esenciales son muchas y funcionan de forma natural contra bacterias, virus y parásitos (Schnaubelt, 2011).

Además de brindar apoyo al cuerpo humano para defenderse de microorganismos agresivos, los aceites esenciales contribuyen a purificar y equilibrar muchos órganos y sus funciones, pero aún más importante, elevan la vibración promedio del cuerpo (Burt, 2004) favoreciendo la autoregeneración celular de una forma más eficiente.

Los aceites esenciales también ayudan a vernos a nosotros mismos desde la perspectiva de *La Fuente*. Es la visión más honesta y pura de uno mismo, de gran apoyo para co-crear el ambiente más propicio y compatible para una sanación física o emocional.

Recordemos que los aceites esenciales son solo una herramienta especial y poderosa, sin embargo, no hacen su trabajo solos.

Tal y como veremos en el último capítulo de este libro, debemos tener presente que toda sanación es una co-creación entre Dios (o la fuerza creadora del universo en la que creas), Tú y el reino vegetal, representado en su forma más pura por los aceites esenciales.

FRECUENCIA VIBRATORIA

La frecuencia de vibración o de vibración, está asociada principalmente a las ondas, e indica la cantidad de ciclos que produce una onda en una determinada unidad de tiempo (normalmente, un segundo).

Estudios científicos sugieren que todo está hecho de energía, tal y como lo sugería Einstein. Tal energía da origen a las ondas vibratorias, por lo que todo lo que existe en el universo, incluyéndonos a nosotros, son ondas.

Recordemos que el universo está formado por partículas diminutas llamadas quarks y electrones, las cuales se comportan como ondas.

De allí que, a un nivel profundo, todos los seres animados e inanimados que existen en el planeta somos ondas, y por lo tanto tenemos una frecuencia de vibración.

Como se mencionó anteriormente, una característica común que los humanos tenemos con los aceites esenciales y las plantas de las cuales se obtienen, es la carga eléctrica.

En un cuerpo humano saludable, esa carga está en armonía, balance o equilibrio. Así también sucede con las plantas y los aceites que de ellas utilizamos para sanar.

La carga eléctrica está conformada por electrones o iones negativos que son curativos y saludables, además de energéticos, pues generan nanovoltios en frecuencias de megahercios.

Para medir la frecuencia vibratoria se utilizan instrumentos que han sido diseñados para tales fines.

Bruce Tainio, en Cheny, Washington, desarrolló una forma de medir esas energías, descubriendo que la frecuencia de los aceites esenciales oscila entre 52 y 320 Mhz, y que la más alta de todas las sustancias conocidas es el aceite de rosa, llegando a los 320 Mhz.

Por cada gota de aceite esencial existe la capacidad de aportar alrededor de 40,000 moléculas de alta frecuencia de vibración para las células del cuerpo.

El balance armónico entre los órganos y las emociones al usar aceites esenciales, ocurre por la adaptación a las frecuencias del objetivo a tratar en el cuerpo. Así, la vibración de un aceite puede afectar positivamente a un órgano o emoción compatible con ella.

Si sabemos que la frecuencia vibratoria media de los huesos humanos es de 29 a 43 Mhz, y hay dolor, fractura o malestar en ellos, debemos usar un aceite esencial con una vibración mayor, que elevará la frecuencia de los huesos y los apoyará en el proceso de sanación.

El poder sanador de los aceites esenciales está en elevar nuestra frecuencia a niveles en los cuales las enfermedades no pueden subsistir. Recordemos que cada gota de aceite esencial es capaz de aportar alrededor de 40 mil moléculas de alta frecuencia vibratoria, por cada célula humana.

Seguidamente se presentan algunas esencias o aceites esenciales y su frecuencia electromagnética.

Aceite Esencial	Frecuencia Electromagnética
Rosa (*Rosa damascena*)	320 Mhz
Helicriso (*Helychrisum italicum*)	181 Mhz
Ravensara (*Ravensara aromatica*)	134 Mhz
Lavanda (*Lavendula angustifolia*)	118 Mhz
Manzanilla o Tanaceto Azul (*Tanacetum annum*)	105 Mhz
Manzanilla Alemana (*Matricaria recutita*)	105Mhz
Melisa (*Melissa officinalis*)	102Mhz
Enebro (*Juniperus osteosperma*)	98Mhz
Angélica (*Angelica archangelica*)	85Mhz
Menta (*Mentha piperita*)	78Mhz
Galbano (*Ferula gummosa*)	56Mhz
Albahaca (*Ocimun basilicum*)	52Mhz

Fuente: Esencia y Armonía (2018)

GRADOS BÁSICOS DE LOS ACEITES.

Existe una forma de distinguir o catalogar los diferentes tipos de aceites que existen y que están disponibles. Es importante conocerlos con el fin de aprovechar más sus propiedades y también de evitar un mal uso con efectos no deseados.

Con esa finalidad, nombramos solo algunos.

1. Aceites Esenciales

Hasta la fecha se han identificado más de 3000 variedades de compuestos aromáticos volátiles que son utilziados para la producción de aceites esenciales.

Existen compañías internacionales que comercializan estos aceites, para ser usados con la intención de promover cambios positivos en cuerpo y emociones de manera tópica y difundidos ambientalmente. Entre ellos encontramos YoungLiving®, Doterra® , Rocky Mountain Oils y Huitzilin Biotech®.

Al adquirir aceites esenciales, debemos asegurarnos que no estén diluidos o mezclados con químicos artificiales o sintéticos, o que contengan cualquier otro ingrediente ajeno a la planta como aditivo.

Los aceites esenciales suelen superar las pruebas más minuciosas y exigentes para comprobar su pureza y composición. Pueden considerarse para usarlo en la piel, y la mayoría, para ser inhalados o consumidos directamente, vía oral.

Un dato excepcional en el caso de la sanación con aceites esenciales, es que el cerebro es capaz de distinguir entre una esencia pura y otra que contenga algún tipo de aditivo o químico artificial, de tal manera que no le permite llegar al lugar más recóndito que es nuestro objetivo en la técnica AromaHealing®.

Los efectos de un aceite que no sea puro o esencial, puede conllevar resultados contrarios a los que esperamos en los procesos de sanación física o emocional. Por ello, al igual que con los medicamentos, es importante recurrir a un experto para asegurarse de comprender sus usos.

2. Aceites esenciales aromáticos

Tal y como mencionamos con anterioridad, los aceites aromáticos constituyen una mezcla de sustancias de origen natural y sintéticas, que recrean una enorme variedad de aromas.

Se comercializan únicamente con fines aromáticos, por lo que nunca deben ser ingeridos por vía oral ni untados en la piel, pues no son aptos para usos curativos, paliativos, ni de sanación.

A diferencia de los aceites esenciales , las esencias aromáticas contienen activos cosméticos, cuya finalidad es fundamentalmente activar ciertas regiones del cerebro, y sus efectos sanadores son muy limitados.

EJEMPLOS DE ACEITES Y
AROMAS ESENCIALES

Como hemos visto en este libro, los aceites esenciales tienen propiedades electromagnéticas vitales y su energía es capaz de calmar, energizar, serenar la mente y el alma, y elevar la energía del organismo, mejorando su funcionamiento.

Hospitales en muchas partes del mundo, por ejemplo el Oxford de Inglaterra, han demostrado que algunos aceites esenciales han llegado a reemplazar sedantes químicos, relajando a las personas, disminuyendo su presión arterial, haciendo mayor la agudeza mental, balanceando o disminuyendo niveles de estrés de forma dramática y hasta como afrodisíacos.

En la Tabla 1 compartimos un listado de algunos de los aceites esenciales más puros, utilizados comúnmente en AromaHealing®. Los usos y aplicaciones de los aceites esenciales que encontrarás en esta tabla, es producto de una amplia investigación desarrollada por los autores de este libro, en base a sus prácticas y usos por más de una década.

Asimismo, en la tabla 2 encontrarán algunas mezclas de aceites esenciales, también de uso frecuente, que pueden ser muy útiles en ciertos procesos y tratamientos terapéuticos.

Para instrucciones específicas sobre su aplicación, así como posibles restricciones o contraindicaciones, se sugiere contactar las marcas comerciales que en cada caso se sugieren.

Tabla 1. Aceites Esenciales Puros

Aceite Esencial	Uso terapéutico emocional	Uso Terapéutico Medicinal	Otros usos	Marca Comercial
Abedul (Betula lenta)	Ideal para meditar ya que genera sensación de vitalidad	Analgésico, vulnerario, anti-reumático, antitusivo y anti-inflamatorio	Auxiliar en la desaparición de manchas de la piel Relajante muscular	Abedul (Huitzilin Biotech)
Abeto de Douglas (Pseudotsuga menziesii)	Ayuda a liberar sentimientos de ahogo	Limpia la piel si se usa tópicamente	Libera las vías respiratorias	Douglas Fir (Doterra®)
Albahaca (Ocimum basilicum)	Fortalece la autoestima	Reduce el stres	Promueve la concentración y la vigilancia	Albahaca (YoungLiving®, Doterra®, Alquimia)
Alcanfor (Cinnamomum camphor)	Promueve la fluidez de la vida y respirar con seguridad	Combate el herpes, acné, gripe, tos, bronquitis, rinofaringitis, sinusitis y anginas	Fortalece el sistema inmunitario. Combate las dificultades para dormir, estrés, astenia y abatimiento	Alcanfor (Alquimia)
Almendras dulces	Favorece la autoconfianza	Contra quemaduras y heridas	Humectante	Almendras Dulces (Takinka)
Arborvitae (Thuja plicata)	Estimula el deseo por vivir, soltando el pasado	Mejora el sistema inmunológico, fortalece las articulaciones. Anti-helmintos.	Favorece la diuresis y limpia el sistema respiratorio. Regula el período menstrual	Arborvitae (Doterra®)
Argán (Argania spinosa)	Reactiva la sensación de juventud	Calma eritema y otras irritaciones cutáneas. Cicatrizante.	Antioxidante, Antienvejecimiento Rico en vitaminas. Hidratante del cabello y el cuerpo	Argan Oil (Purador, The Organic y Salvia)
Baya de Enebro (Juniperus communis)	Reduce las emociones que se concentran en el estómago	Estimula el flujo de bilis y la digestión. Ayuda a regular azúcar en sangre	Limpia y purifica el aire, y produce un efecto calmante y estabilizador	Jupiter Berry (Doterra®)

Aceite Esencial	Uso terapéutico emocional	Uso Terapéutico Medicinal	Otros usos	Marca Comercial
Bergamota (Citrus bergamia)	Controlador de la ansiedad	Reduce niveles de colesterol total y ayuda a sanar la psoriasis.	Calmante y edificante	Bergamot (Doterra®)
Caléndula (Calendula officinalis)	Ayuda en la autoconfianza y a sanar culpas	Antibacteriano y antifúngico. Reduce calambres intestinales y el estreñimiento.	Estimulante del colágeno. Elimina hongos, verrugas y alivia la conjuntivitis	Caléndula (Huitzilin Biotech)
Canela (Cinnamomum zeylanicum)	Alivia fatiga crónica y estimula la productividad	Estabilizadora de azúcar en la sangre. Ayuda a combatir enfermedades cardiovasculares e infecciones.	Antioxidante, digestivonatural, y refuerzo para la circulación. Antiparasitario, antiinflamatorio, antiplaquetario y antiviral.	Cinnamon Bark (Doterra®) Corteza de Canela (YoungLiving®)
Cardamomo (Amomum subulatum)	Estimulante y revigorizante	Antiséptico natural, digestivo. Alivia la gastritis.	Combate la halitosis	Cardamomo (Alquimia, Doterra®) Cardamon (YoungLiving®)
Cedro (Cedrus atlantica)	Fomenta la autoconfianza	Elimina toxinas sana el cuero cabelludo. Antifúngico, antiséptico, diurético, astringente y sedante.	Tonifica la piel y ayuda a combatir la celulitis.	Cedro (YoungLiving®, Epona, RV Essential)
Cilantro (Coriandum sativum)	Reconfortante y estimulante mental	Analgésico, antiespasmódico, Antibactieriano y alivia el dolor menstrual.	Digestivo.	Coriander (YoungLiving®) Cilantro Oil (Doterra®
Ciprés (Cupressus sempervirens)	Ayuda a superar los duelos, pérdidas y transiciones y a conectar la fuerza interior	Vasoconstrictor antihemorroidal, antirreumático, desodorante.	Estimulante de la circulación linfática	Ciprés (YoungLiving® y Simplers Botanicals)

Aceite Esencial	Uso terapéutico emocional	Uso Terapéutico Medicinal	Otros usos	Marca Comercial
Coco (Cocos nucifera)	Tiene efectos terapéuticos en trastornos cerebrales como el alzhéimer	Cicatrizante, anti-acné, anti-hongos, anti-viral y anti-bacteriano	Humectante	Coconut Oil (Mapple Holistics, Doterra®)
Copaiba (Copaifera officinalis)	Protector natural del cerebro y el sistema límbico	Antiinflamatorio y analgésico	Coadyuvante en curación de enfermedades autoinmunes	Copaibaç (Doterra®, YoungLiving®, RV Essential, Simplers Botanical)
Eucalipto (Eucalyptus spp.)	Estimula la fluidez de la vida. Energizante	Reduce alergias por ácaros	Estimula el cuero cabelludo	Eucalipto (Alquimia, Doterra®, Huitzilin Biotech YoungLiving®)
Ebúrnea (Gaultheria procumbens)	Promueve el soltar de personas muy rígidas y controladoras	Relajante muscular y analgésico	Ayuda a controlar la tos. Tranquilizante natural	Eburnea (YoungLiving®)
Geranio (Pelargonium graveolens)	Ayuda al auto-control	Reduce acné y dolor de garganta. Combate ansiedad, depresión e insomnio. Alivia picaduras de insectos	Desodorante natural. Favorece la regulación, en especial de la menstruación y la menopausia	Geranium (YoungLiving®, Doterra®, Naissance)
Hinoki (Chamaecyparis obtusa)	Eleva y aumenta la conciencia espiritual	Disuade a los insectos	Aumenta la conciencia espiritual	Hinoki (YoungLiving®)
Incienso (Boswellia carteri)	Aumenta conexión espiritual, con nuestro ser interior y Dios	Combate la artritis, bursitis, enfermedades nerviosas, y del tracto urinario.	Antidepresivo, ayuda en momentos de ansiedad y crisis	Incienso (YoungLiving® y Doterra®)
Jojoba (Simmondsia chinensis)	Fortalece la autoestima	Anti-acné y anti-envejecimiento	Hidrata y flexibiliza la piel	Jojova Oil (Salvia, Alquimia)

Aceite Esencial	Uso terapéutico emocional	Uso Terapéutico Medicinal	Otros usos	Marca Comercial
Lavanda (Lavandula spica o Lavandula vera)	Protector astral y limpiador universal, neutraliza lo que perturba el aura y equilibra y armoniza los chakras	Sedante, combate el insomnio, cefaleas tensionales	Combate el stress. Relajante mental y físico. Combate depresión, manías, irritabilidad, miedo, melancolía e insomnio	Lavanda (YoungLiving®, Doterra®, Naissance, Alteya Organics)
Manzanilla (Matricaria spp)	Restaura el aura. Contribuye a la abertura de los chakras, facilita y profundiza la meditación y visualización. Desarrolla seguridad	Antiinflamatoria, antialérgica, antibacteriana, digestiva y sedante	Calmante, conciliador del sueño. Disipa la ira, el pánico y el miedo. Promueve la relajación profunda, proporcionando paz y paciencia. Ahuyenta las preocupaciones	Chamomile (YoungLiving®) Blue Tansy (YoungLiving®)
Mejorana (Origanum majorana)	Ayuda a superar el miedo y la inseguridad	Analgésico, antiespasmódico, antiséptico, antiviral, digestivo y diurético	Ayuda a curar cefaleas, sinusitis, resfriados, bronquitis, asma, estrés, insomnio, dolores mucculares y articulaciones.	Mejorana (Pranarom, Naissance, Essenciales, Mon Deconatur)
Menta (Mentha piperita)	Ayuda a tomar decisiones lógicas y a digerir cambios en la vida	Alivio enfermedades respiratorias y digestivas, tratamiento del herpes. Tiene un efecto positivo en el tratamiento del cáncer.	Favorece la salud dental y alivia el stress. Favorece el control nervioso	Menta (YoungLiving®, Doterra®, Naissance)

Aceite Esencial	Uso terapéutico emocional	Uso Terapéutico Medicinal	Otros usos	Marca Comercial
Naranja (Citrus sinensis)	Estimula la energía de vivir, inspira la armonía y favorece el conocimiento de uno mismo. Sustituye la tristeza con felicidad	Antidepresivo y relajante. Antiinflamatorio, antidepresivo y antiespasmódico. Armoniza el sistema nervioso central, reduce el síndrome de fatiga crónica. Tonifica el sistema circulatorio central y periférico, los riñones, el hígado	Antiséptico y carminativo. Ayuda en casos de ansiedad, estrés, apatía. Ayuda a recuperar los trastornos, prácticamente, de todos los sistemas y órganos del organismo	Naranja (YoungLiving®, Doterra®, Just, Naissance)
Romero (Rosmarinus officinalis)	Impulsa la actividad mental y estimula el permanecer alerta	Refuerza el sistema inmunológico, analgésico, antimicrobiano, y previene problemas respiratorios	Reduce la fatiga mental y potencia la concentración	Rosemary (Doterra®)
Rosas (Rosa damascena) Mosqueta (Rosa eglanteria)	Calma disputas domésticas y personas irritables. Muy útil para suavizar conflictos de relaciones.	Anti-acné. Cicatrizante. Retrasa los signos de envejecimiento prematuro y las arrugas	Reduce estrías y manchas de la piel. Combate efectos del foto-envejecimiento. Disminuye las cicatrices quirúrgicas y accidentales	Rose (YoungLiving®, Doterra®)
Sándalo (Santalum album)	Fomenta la paz equilibra y armoniza el chakra II. Relaja el cuerpo y la mente, levantando el ánimo y contrarresta la depresión	Cuidado de la piel, Sana erupciones en los tejidos de las cicatrices, eczema, psoriasis, el acné y la caspa	Fortalece el cabello. Humectante de la piel	Indian Sandalwood (Doterra®) Sacred Sandalwood (YoungLiving®)

Tabla 2. Mezclas de Aceites Esenciales

Mezcla de Aceites Esenciales	Uso Terapéutico Emocional	Uso Terapéutico Medicinal	Otros Usos	Marca Comercial
Mezcla "Fuerza y Fe" Picea azul de Idaho, abeto balsámico, y de incienso	Puede ayudar a asistir a medida que la persona avanza a un nivel superior de conciencia. Al ser capaces de dejar atrás los reveses emocionales y barreras, nos volvemos capaces de alcanzar su verdadero potencial.	Cualquiera que busque equilibrar la mente, el cuerpo y el espíritu.	Promueve sentimientos de fe y fortaleza. Promueve la relajación y confianza. Alienta claridad y aclara pensamientos. Trae un sentido de paz y conciencia y ayuda a poner los pies en la tierra.	Motivate (DoTerra) Believe (YoungLiving)
Mezcla Infancia Tierna Coriander, Geranium, PalmarosaLavender, Ylang Ylang, Roman Chamomile	Evoca sentimientos de tranquilidad y seguridad que resultan una compañía perfecta para momentos de reflexión personal	Tópicamente en la cara, puede ayudar a mantener aspecto saludable de cutis y favorece la apariencia juvenil.	Brinda sensación de tranquilidad a padres y niños.	Gentle Baby (YoungLiving® Immortelle / HD clear (DoTerra®) Baby Skin (RockyMountainsOils®.
Mezcla Frescura Cítrica Toronja, Naranja, Mandarina, Tangerina, Limón y Hierbabuena	Fomenta la actividad mental, brinda sensación de bienestar, creatividad, y sentimientos de alegría. Elimina malos olores del aire.	Con agua, ayuda a mantener un peso saludable		Citrus Fresh (YoungLiving®) Citrus Blis (DoTerra) Citrus Blend(RMO)

Mezcla de Aceites Esenciales	Uso Terapéutico Emocional	Uso Terapéutico Medicinal	Otros Usos	Marca Comercial
Tranquilidad Lavanda (lavandula angustifolia), Madera de cedro (cedrus atlantica), manzanilla romana (Chamaemeium Nobile) y Aceite de Coco	Proporciona una sensación de relajación	Calma la mente y el cuerpo.	Libera el enojo y la frustración, ansiedad y depresión	Tranquil (YoungLiving®) Serenity (DoTerra) Tranquility (RMO)
Perdonar Aceites de melisa, angélica, bergamota, geranio, lavanda, ylang ylang, incienso, limón, palmarosa, palo de rosa, jazmin, helicriso, sándalo, manzanilla romana y rosa	Permite el progreso en la vida y anima a liberar sentimientos de agravio y recuerdos negativos.	Ayuda a liberar de carga al hígado, y favorece la circulación de la sangre.	Ayuda a perdonar.	Forgive (YoungLiving®) Elevation (DoTerra) Love(RMO)
Sentido Común Incienso (Boswellia carterii, Cananga odorata, Ocotea Quixos, Solidago canadensis, Ruta graveolens, Hyptis Suaveolens, y Citrus aurantifolia)	Calmante nervioso.	Disminuye niveles de estrés drásticamente.	Mejora la habilidad de tomar decisiones, y ayuda a hacer elecciones prácticas.	Common Sense (YoungLiving®)

Mezcla de Aceites Esenciales	Uso Terapéutico Emocional	Uso Terapéutico Medicinal	Otros Usos	Marca Comercial
Fuerza y Seguridad Picea (Picea mariana), palo de rosa (Aniba rosaeodora), tansy azul (Tanacetum annuum) e incienso (Boswellia carteri) en una base de aceite de almendra	Promueve sentimientos de fuerza, valor, y protección. También ayuda a la alineación de la energía en el cuerpo	El aceite esencial de palo de rosa crea un aroma floral calmante y reconfortante	Ayuda a tener más arraigo, fuerza y seguridad en uno mismo, para dejar ir los miedos	Valor (Young-Living®) Balance(DoTerra) Aligning(RMO)
Mezcla Manifestación Aceite natural de naranja, clavo, corteza de canela, incienso, jengibre, picea, pachuli, mirra	Atrae prosperidad y aumenta la frecuencia de los chakras y ayuda a atraer lo que queremos manifestar en nuestra vida	Eleva la vibración acorde para atraer la prosperidad y exaltar la alegría y la paz	Ayuda a eliminar bloqueos personales con respecto al éxito y la abundancia.	Abundance (YoungLiving®) The Secret (RMO)
Niño Interior Aceites de naranja, jazmín, picea, mandarina, sándalo, neroli, ylang ylang y yerbalimón	Abre el camino al ser interior, que puede haber sufrido daños por trauma o abuso infantil	Contiene sándalo, un aceite esencial alto en sesquiterpénicas que estimulan la glándula pineal y la región límbica del cerebro, que controlan las emociones y la memoria.	Nos reconecta con nuestro ser interior y con nuestro propósito en la vida	Inner Child (YoungLiving®) At Peace (RMO)

Mezcla de Aceites Esenciales	Uso Terapéutico Emocional	Uso Terapéutico Medicinal	Otros Usos	Marca Comercial
Liberación ylang ylang, geranio, atanasia azul, lavandin y sándalo	Facilita la capacidad de liberarse de la ira y frustración	Promueve la armonia y el equilibrio de mente y cuerpo	Libera el enojo y la frustración, que se alojan en el hígado o en otras partes del cuerpo	Release (YoungLiving®)
Aquí y Ahora Aceites de neroli, picea e ylang ylang	Ayuda a concentrarse en el presente para que pueda superar el pasado y tomar un paso hacia delante	Sensación de vivir el momento	Ayuda a dejar ir las heridas del pasado y a centrarnos en el presente	Present Time (YoungLiving®)
Armonía Aceites de geranio, angelica, bergamota, lavanda, picea, ylang ylang, sandalo, hisopo, palmarosa, palo de rosa, salvia espanola, rosa, incienso, jazmin, limon, naranja y manzanilla romana	Aporta balance armónico	El aceite de Geranio ayuda al equilibrio natural de las hormonas. El aceite de lavanda promueve una sensación de bienestar	Armoniza las chakras, conecta el cuerpo emocional y espiritual con el cuerpo físico, nos pone en armonía con las cosas, gente y ciclos de la vida	Harmony (YoungLiving®)
Paz Aceite Esencial de Mandarina (Citrus reticulata, Citrus sinensis, Cananga odorata, Pogostemon cablin, y Tanacetum annuum)	El aroma esparcido o como masaje, puede ayudar a calmar y a relajar el cuerpo	Al aplicarse en los pies, libera tensión y promueve buen descanso por la noche	Ayuda en casos de ansiedad, estrés, insomnio	Peace & Calmig (YoungLiving®) Serenity (DoTerra) Tranquility (RMO)

Mezcla de Aceites Esenciales	Uso Terapéutico Emocional	Uso Terapéutico Medicinal	Otros Usos	Marca Comercial
Alivio Mentha piperita (Peppermint) oil, Mentha spicata (Spearmint) leaf extract, Zingiber officinale (Ginger) root oil, Elettaria cardamomum (Cardamom) seed oil, Foeniculum vulgare† (Fennel) oil 100% pure, therapeutic-grade essential oil	Fresco aroma a menta, contiene potentes componentes de aceites esenciales que proporcionan una sensación de calma cuando se utilizan aromáticamente	Fomenta la energía establecida en los centros de energía del plexo solar. Calma y equilibra el cuerpo. Crea ambiente de paz y tranquilidad. El aroma suave y estimulante del jengibre se relaciona con coraje, fuerza emocional	Ayuda a mantener el flujo de energía saludable y vitalidad. Abre y libera bloqueos energéticos y trae sentimientos de equilibrio cuando se aplica en el abdomen. Promueve la relajación y el confort. Motiva y calma el cuerpo. Eleva, refresca y vigoriza. Soporta la claridad en momentos de estrés	Aroma Ease (YoungLiving®) AromaTouch (DoTerra) Sports Pro (RMO)
Ángeles Aceite natural de bergamota, palo de rosa, melisa, geranio, ylang ylang, rosa, mirra, picea, sándalo, hisopo	Promueve sentimientos de protección y seguridad, y protege contra energías negativas.	Ayuda a relajar los nervios y músculos, y a reducir la ansiedad emocional. Favorece el suelo y es un buen apoyo digestivo	Aumenta la frecuencia de nuestro campo energético, y protege de energías negativas. Ayuda a sentirse protegido	White Angelica (YoungLiving®)

TU BOTICA PERSONAL

Ahora te invitamos a armar tu propia botica personal, con aceites y aromas que ayuden a mejorar tu vida. Así, cada vez que necesites este libro, podrás anotar tus propias experiencias y compartirlas con otros.

Por ello te sugerimos que pueda completar una tabla con sustancias 100% naturales que hayas usado, uses o te hayan contado de su uso, y que sirva con fines terapéuticos físicos, emocionales o de otro tipo.

Para cada aceite o aroma, te proponemos señalar el nombre de la planta y la parte de ella que se utiliza (semilla, tronco, hojas, flores, fruto, otro), el uso terapéutico emocional, el uso terapéutico medicinal, otros usos y el origen o marca comercial.

A modo de ejemplo tienes el siguiente:

- **Planta:** Semillas de Zanahoria
- **Uso terapéutico emocional:** Reduce el stress y la ansiedad
- **Uso terapéutico medicinal:** Diurético y desintoxicante
- **Otros usos:** Previene cáncer
- **Origen o marca comercial:** Lo preparo en casa, sin embargo, lo venden Healing Solutions y RV Essencials.

No hace falta saber el nombre científico, pero si es importante que investiguen los nombres de esa sustancia natural o la planta a la que pertenece, y muy especialmente, los efectos que ellos tienen sobre tu salud física y emocional,

REFLEXIONES FINALES

A lo largo de este libro te hemos compartidos las argumentos que desde la ciencia y la espiritualidad, sustentan la técnica del AromaHealing® basada en el uso de aceites esenciales para sanar física y emocionalmente, sincronizando la pureza de una planta con la fisiología humana, esencialmente animal.

Hemos aprendido un poco más sobre cómo funciona nuestro cuerpo, y particularmente, nuestro sistema olfativo, comprendiendo la estrecha relación de nuestras emociones y sentimientos con el funcionamiento de nuestros órganos y tejidos.

En esta lectura, también hemos aprendido lo importante de armonizar nuestra frecuencia vibratoria y de elevar nuestro desempeño energético, aplicando principios básicos de la física, la química y la termodinámica, con elementos fundamentales de la biología humana.

Asimismo, hemos compartido una lista de aceites esenciales, y sus mezclas, que pueden ayudarte a sanar, recordando siempre la importancia de visitar a tu médico, o el especialista que corresponda, para asegurarte de lograr un tratamiento integral a cualquier posible afección.

Los aceites esenciales constituyen herramientas extraordinarias para retomar el equilibrio esencial en la vida. Su aplicación en distintos ámbitos físicos y emocionales, así lo certifican.

REFERENCIAS

Becker, R. y Selden, G. (1985). The Body Electric: Electromagnetism and the Foundation of. NY: Morrow.

Castro JB, Ramanathan A, Chennubhotla CS (2013) Categorical Dimensions of Human Odor Descriptor Space Revealed by Non-Negative Matrix Factorization. PLoS ONE 8(9): e73289.

Danús, S. C., Rodríguez, I. P., Symmes, V. V., Ceric, F., Hurtado, E., e Ibáñez, A. (2017). Reconocimiento de emociones: Estudio neurocognitivo/Recognizing emotions: A neuro-cognitive study. Praxis, (18), 29-64.

Dravnieks, A. (1992). Atlas of odor character profiles. In Atlas of odor character profiles. ASTM.

ISO 9235 (1997). Essential oils – Nomenclature. International Organization for Standardization.

ISO 4720 (2009). Aromatic natural raw materials – Vocabulary. International Organization for Standardization

Kew Royal Botanic Garden (2017). The state of the world's plants report–2017. Royal Botanic Gardens, Kew. England.

Morgado, I. (2005). Psicobiología del aprendizaje y la memoria. CIC. Cuadernos de Información y Comunicación, (10).

Nordenström, B. (1992). Impact of biologically closed electric circuits (BCEC) on structure and function. Integrative physiological and behavioral science, 27(4), 285-303.

Real Academia Española. (2014). Diccionario de la lengua española [Dictionary of the Spanish Language] (22nd ed.). Madrid, Spain: Author.

Rodríguez, C., Meilán, J., Carpi, A. y Palmero, F. (2008).. Emoción y Memoria: Influencia del estado afectivo en el proceso de reconocimiento de las palabras. En Emoción y Estudios Básicos: 109-118. Research Gate.

Tresguerres, J. A. F., Aguilar Benítez de Lugo, E., Cachofeiro Ramos, V., Cardinali, D. P., Gil-Loyzaga, P., Lahera Juliá, V., ... & Tamargo Menéndez, J. (1999). Fisiología humana. McGraw-Hill Interamericana.

Zúar, G. y Díaz-Martín, D. (2018) Manual de Fisiología Cuántica. Ciudad de México, 45 pp.

Mi Botica Personal

Aceite Esencial	Uso terapéutico emocional	Uso Terapéutico Medicinal	Otros usos	Marca Comercial